Curación con frutas y verduras

Curación con frutas
y verduras

Editorial Época, S.A. de C.V.
Emperadores No. 185
Col. Portales
03300 México, D.F.

Curación con frutas y verduras

© Derechos reservados, 2005
© Por Editorial Época, S.A. de C.V.
Emperadores No. 185
Col. Portales
03300-México, D.F.
E-mail: edesa2004@prodigy.net.mx
www.editorialepoca.com.mx
Tels. 56 04 90 72
        56 05 90 46

ISBN-9706273970

Impreso en México - *Printed in Mexico*

Introducción

Las frutas y verduras se alteran rápidamente una vez cosechadas. Por ello, los consumidores exigen, cada vez con más frecuencia, frutas perfectamente seleccionadas y preparadas. Por esta razón las frutas se clasifican cuidadosamente según su origen, tamaño, categoría, etc. Y no es por caer en la exageración, pero está de más decir que una fruta, entre más fresca, mayores serán las propiedades curativas que tenga.

Por su parte, las verduras al ser también productos perecederos se deben consumir lo más rápidamente posible después de su recolección, sobre todo aquellas tempranas producidas antes de la estación normal y en regiones generalmente bastante alejadas de los lugares de consumo.

Y es que es precisamente en el aspecto donde radica el primer criterio para consumir alguna fruta o verdura y el segundo será siempre su agradable sabor. Las frutas y verduras constituyen la base principal de toda alimentación, al ser fuentes de vitaminas y minerales básicamente, los cuales nunca se deben suplir y cuanto menos suprimir, ya que de lo contrario los resultados se verán reflejados en una mala salud caracterizada por pérdida de energía juventud y belleza.

Así es, nuestra salud siempre va a depender del régimen alimenticio que observemos. En *Curación con frutas y verduras* usted encontrará la mejor guía no sólo para saber qué frutas y verduras consumir sino que además sabrá cuándo y en qué cantidad hacerlo. Verá que de esta manera las enfermedades y padecimientos serán cosa del pasado.

Las frutas

La fruta es uno de los pocos productos alimenticios naturales acabados; es decir, que no necesitan transformación. Su sabor y olor están en perfecta armonía, hasta el punto en que la fruta no se ha considerado siempre como un alimento, sino como una golosina azucarada, dentro de una filosofía gastronómica que consideraba el apetito como algo totalmente independiente del hambre. Actualmente sabemos que la fruta constituye un elemento básico para lograr un equilibrio en nuestra dieta diaria.

Pero, ¿cuál es la importancia de la fruta? La fruta es muy rica en agua y contiene glúcidos en proporciones variables, por ejemplo:

- 10% en los cítricos: naranja, limón, toronja, etcétera.
- 20% en los plátanos.
- 40% en las cañas y dátiles.

Algunas frutas también son ricas en materias grasas, como es el caso de: almendras, nueces, avellanas, pistaches, aguacates, aceitunas, etc. Sin embargo, el principal

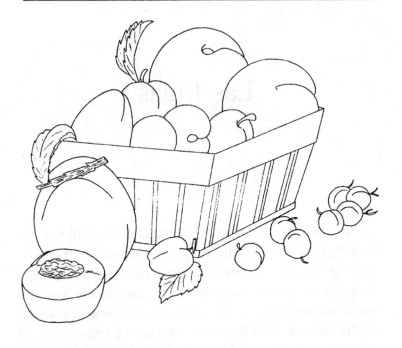

valor de la fruta, desde el punto de vista de la nutrición, se debe a su alto contenido de vitaminas y sales minerales, por ejemplo:

- 100 gramos de naranjas contienen .06 gramos de ácido ascórbico; es decir, vitamina C.
- 100 gramos de manzanas o cerezas contienen .01 gramos de vitamina C.
- Los melones, chabacanos y duraznos aportan además provitamina A.
- Los dátiles e higos contienen potasio.
- La uva contiene mucha vitamina A, B y C.
- La grosella posee un alto contenido de vitamina C.
- La fresa aporta calcio, hierro y fósforo.

Cabe destacar que los jugos de fruta al principio se desarrollaron en los Estados Unidos y en 1925 se extendieron a toda Europa. Actualmente está de más decir que son muy consumidos, ya que contribuyen al equilibrio alimenticio, pero si consumimos la fruta completa, las propiedades nutrimentales que aprovecharemos serán aún mayores.

Cultivo de las frutas

Las frutas pueden cultivarse en huertas o darse en forma silvestre. De cualquier manera constituyen parte fundamental de la alimentación humana desde tiempo inmemorial y su papel es cada vez más importante en la alimentación de los países desarrollados. El impulso al cultivo de las frutas radica precisamente en el incremento de la demanda por la evolución de los hábitos de consumo y su influencia en el incremento de la vida; esto ha generado una extensión en los huertos, un avance en la selección de especies y un perfeccionamiento en los tipos de cultivo y en los métodos de almacenamiento.

Las frutas se dan en árboles o arbustos, con escasas excepciones, como las fresas, melones y sandías, que crecen a nivel del suelo. Las frutas más abundantes en las zonas templadas pertenecen, por lo general, a la familia de las rosáceas. Se pueden distinguir varios tipos:

- Frutas con semillas: pera, manzana, níspero, etcétera.
- Frutas con hueso: cerezas, melocotón, albaricoque, almendra, etcétera.

Los huertos antiguamente se encontraban cerca de las ciudades; actualmente se han extendido a otros lugares de clima propicio, cuyo suelo ha sido cuidado especialmente. Antes de plantar árboles frutales, es necesario labrar en profundidad y enriquecer el suelo con estiércol, que constituirá la reserva de elementos fertilizantes utilizables durante el período productivo que puede durar de tres a ocho años.

El cultivo de los frutales está expuesto a las alteraciones del tiempo como pueden ser heladas, exposición excesiva al sol, granizo y demás factores que destruyen las cosechas. Contra estos efectos nefastos del clima se han puesto en práctica diferentes procedimientos, sobre todo en las grandes explotaciones: protección contra las heladas, sistemas de calefacción, etc. El riego es necesario, sobre todo para aquellas especies que maduran ya entrado el verano; también es fundamental luchar contra los parásitos para mantener la cantidad y la calidad de la producción.

La principal producción de frutas en el mundo está localizada en Europa, en la cuenca mediterránea; en México, Estados Unidos, Canadá, Argentina, Brasil, Chile, República Sudafricana, China y Japón. Cada región se especializa en la producción de determinadas especies.

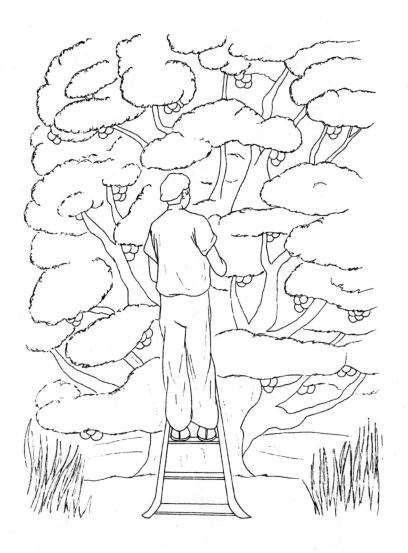

Las frutas y sus propiedades curativas

Ya hemos hablado de las grandes cantidades de vitaminas y minerales que nos ofrecen las frutas, pero no hemos mencionado que éstas a su vez nos proporcionan la llave para mantener y recuperar la salud. Así es; de una forma muy generalizada le podemos decir que la uva limpia y tonifica los riñones, el limón es diurético y desinfectante, la grosella favorece el funcionamiento de los aparatos digestivo y respiratorio, la manzana renueva las reservas alcalinas y disuelve las toxinas del organismo, las almendras pueden sustituir a la carne, en fin, si abordamos este tema descubriremos que las frutas no sólo son deliciosas, sino que también son muy benéficas.

Aguacate

Lejos de lo que se piensa, el aguacate en realidad es una fruta y no una verdura. El árbol guarda cierto parentesco con el laurel; crece en climas tropicales y tiene un alto contenido de grasa monoinsaturada. Además de ser una fuente muy rica en folatos, tiene mayor cantidad de potasio que el plátano y cada vez que lo consumimos recibimos beneficios de otros nutrientes como vitamina B_6, vitamina C, magnesio, hierro, niacina, riboflavina, tiamina y vitamina A.

Existen diversas variedades de aguacate, pero la más conocida es la "hass", que se caracteriza porque los frutos se tornan morado-negros cuando maduran. El aguacate reduce los altos niveles de colesterol, alivia la soriasis, se utiliza como laxante y, además, es un gran aliado para la belleza.

Para bajar el colesterol

Debe ingerir por lo menos medio aguacate cada dos días, ya sea solo o en ensaladas, aunque también lo puede acompañar con un emparedado. Con esto estamos seguros de que reducirá significativamente su nivel de colesterol.

Contra la soriasis

La soriasis es una enfermedad de la piel caracterizada por unas escamas blancas que cubren unas placas rojas. El tratamiento se divide en dos partes: la primera consiste en ingerir diariamente medio aguacate preferentemente solo. Aparte, prepare una crema con el extracto de las flores de 300 gramos de manzanilla. Frote con ella las partes afectadas.

Como laxante

Prepare una crema con: la pulpa extraída de dos aguacates, un poco de alga marina, tres cucharadas de vinagre de sidra de manzana y una cucharada de jugo de limón. Mezcle perfectamente bien todos los ingredientes y unte con esta crema un pan tostado de preferencia negro.

Para una piel sana y joven

Unte diariamente la pulpa extraída de un aguacate, incluso puede untarla en los labios. Notará que al cabo de unos días su piel se verá más sana, joven y lozana.

Aceitunas

La mata de olivo o aceituna es un árbol siempre verde que se encuentra comúnmente en todos los países mediterráneos, pero se cultiva ampliamente también en los climas tropicales de casi todo el mundo. El árbol da flores blancas y fragantes, y un tipo de fruto oblongo, la oliva o aceituna que es una drupa,* que se vuelve negro y brillante cuando está maduro. Cuando se recolecta sin madurar es verde y se conserva en salmuera. El aceite que se hace de este fruto es muy valioso y tiene fama internacional por sus excelentes propiedades para cocinar y hornear.

Contra las enfermedades del corazón

Prepare todas las comidas con aceite de oliva virgen, esto le ayudará a reducir el colesterol.

---

* Fruto carnoso cuyo centro está constituido por un hueso.

Contra el cáncer

Prepare todos los alimentos con aceite de oliva virgen, principalmente ensaladas crudas.

Contra la inflamación

Mezcle dos cucharadas de aceite de oliva virgen con una clara de huevo. Tome esto varias veces al día para experimentar un alivio inmediato.

Contra las quemaduras

Coloque en las partes afectadas una mezcla preparada con tres cucharadas de aceite de oliva y una clara de huevo. Deje actuar alrededor de una hora. Repita la operación.

Albaricoque

Pertenece a la familia de los melocotones y las almendras. Este fruto es de color bronceado y se originó en Asia Central, se caracteriza por su sabor agridulce. El albaricoque es utilizado principalmente para eliminar las arrugas de la piel y mantenerla suave.

Crema de albaricoque

El tratamiento se divide en dos partes: la primera consiste en preparar una mascarilla con albaricoque, la cual se obtiene licuando una gran cantidad de este fruto con una taza de agua y la pulpa de un aguacate durante unos segundos hasta obtener una mezcla uniforme. Añada una pizca de aceite de oliva y vuelva a licuar dos minutos más. Aplique una capa delgada y uniforme de esta mascarilla sobre el rostro y el cuello. Deje actuar durante 45 minutos y enjuague con agua tibia.

Complemente el tratamiento colocando una crema que preparará con una taza de leche espesa y el jugo de medio limón. Cubra con ella las partes donde colocó la mascarilla. Deje actuar toda la noche. Por la mañana lávese con agua tibia y jabón de avena.

La mascarilla de albaricoque se coloca tres veces por semana, mientras que la crema la utilizaremos diario. En muy poco tiempo usted notará que su piel nunca pudo estar más firme y suave.

Banano (plátano)

El plátano es una planta herbácea que crece hasta seis metros de altura, de tronco fuerte, cilíndrico, suculento, que sale de un tallo bulboso pulposo y grande. Este fruto es muy rico en vitamina B_6 y vitamina C protegiéndonos de la presión alta debido a que combina buena cantidad de potasio con bajo sodio. Su fibra es de fácil digestión, la cual nos ayuda a prevenir la diarrea y constipación estomacal. El plátano está completamente libre de grasas, además de contener nutrientes como folato, magnesio y riboflavina.

Contra lesiones y llagas

Corte una penca de plátanos aún verdes, quíteles la cáscara, rállela y seque. Triture estas cáscaras o quémelas. Las cenizas obtenidas se colocan en las partes afectadas.

Para aliviar la migraña

Triture una cáscara de plátano maduro y colóquela en la frente. Al cabo de unos minutos el dolor desaparecerá por completo.

Para las quemaduras, urticarias y furúnculos

Coloque en las partes afectadas cáscaras de plátano maduro del lado de la superficie interna. Obtendrá alivio casi de inmediato.

Contra las verrugas

Coloque en las partes afectadas porciones de cáscaras de plátano tabasco del lado de la superficie interna. Puede sujetarlos con una cinta para que no se caigan; deje actuar por dos horas y enjuague con agua fría. Repita la operación diariamente hasta que desaparezcan por completo.

Contra la diarrea

Hierva la pulpa de dos plátanos maduros en media taza de agua durante unos minutos. Cuando se enfríe cómala hasta que la diarrea desaparezca.

Garganta irritada

Coloque alrededor del cuello la pulpa de dos plátanos maduros. Deje actuar alrededor de dos horas y enjuague.

Contra la celíaca

La celíaca es una alergia al gluten (proteína) de unos cereales, muy frecuente en niños pequeños. Para ello debe procurar que el niño consuma por lo menos diez plátanos al día.

Contra úlceras estomacales

Consuma diariamente cuatro plátanos maduros.

Para regular la insulina

Consuma diariamente un plátano maduro al mediodía. Esto le ayudará a regular la insulina en los diabéticos.

Para aumentar músculo

Ideal para los atletas o cualquier persona que guste de mantener un cuerpo firme y marcado. Consuma diariamente de tres a cuatro plátanos. Notará que en muy poco tiempo el ejercicio normal que usted realiza diario tendrá mejores resultados.

Caqui

Es una fruta en forma de tomate y color anaranjado brillante; aunque la mayoría de las personas piensa que es de sabor amargo, en realidad tiene un buen sabor, un poco astringente, pero a la vez dulce y delicioso.

Contra la resaca

Hierva 50 gramos de caqui y 50 gramos de marrubio en un litro de agua durante cinco minutos. Retire del fuego y endulce al gusto.

Envenenamiento por mariscos

No existe mejor remedio para aliviar el envenenamiento producido por mariscos, sushi y ostras en mal estado, que el caqui. Sólo debe poner a hervir medio litro de agua, media taza de caqui sin pelar y una cucharada y media de marrubio. Hierva durante cinco minutos. Retire del fuego y deje en reposo 40 minutos. Cuele y beba el té endulzado al gusto.

Contra la diarrea

Corte en trozos seis caquis casi maduros y caliente durante veinte minutos en tres tazas de agua hirviendo. Beba dos tazas en un periodo de cuatro horas para las diarreas crónicas.

Contra la irritación de garganta

Extraiga el jugo de diez caquis, vierta en medio litro de agua. Beba como agua de tiempo.

Contra los parásitos intestinales

Extraiga el jugo de quince caquis, mezcle en medio litro de agua. Beba diariamente en ayunas.

Cereza

Existen diferentes variedades de cerezas, las cuales van desde las muy dulces, hasta las agrias. Sin embargo, las más conocidas y consumidas en todo el mundo son las Montmorency, de color rojo, claroscuro. Éstas pueden ser cosechadas desde mayo hasta agosto, pero gracias a los nuevos métodos de cultivación las podemos encontrar todo el año, aunque muchas veces a precios altos. Esta fruta, además de ser ideal para adornar cualquier postre o carne, posee también propiedades curativas.

Contra la gota

Coma diariamente quince cerezas crudas, o bien una cucharada tres veces al día del jugo de cerezas recién extraído. Elimine de su dieta las carnes rojas y reduzca su consumo de proteínas.

Contra la artritis

Ponga a hervir dos litros de agua, agregue algunos tallos de cerezas. Reduzca el fuego y deje durante siete minutos. Retire y deje reposar veinte minutos antes de ingerir.

Jarabe contra la tos

Prepare un jarabe con tres tazas de agua, media taza de whisky, media taza de melaza. Deje hervir durante unos minutos en una olla de acero inoxidable. Reduzca el fuego y vierta dieciséis cucharadas de corteza de cerezas silvestres. Deje hervir durante veinticinco minutos más. Retire del fuego y deje reposar quince minutos antes de consumirlo. Tome una cuchada de este jarabe cada hora hasta que la tos desaparezca.

Contra el asma

Tome de dos a tres cucharadas del jarabe anterior sin agregarle el whisky.

Contra la intoxicación producida por pescado

Ponga medio litro de agua a hervir, agregue una cucharada de corteza de cereza o cerezas silvestres frescas, una cucharada de raíz de jengibre rallada y una cucharada de cebolla finamente picada. Deje hervir a fuego lento durante siete minutos. Retire y deje reposar veinte minutos. Tome dos tazas de esta infusión al día.

Ciruelas

Las ciruelas son las más diversas y más ampliamente distribuidas de todas las frutas con hueso y sus variedades se adaptan a casi todas las condiciones climáticas. La mayoría de las ciruelas cultivadas con fines comerciales descienden de las variedades europeas o japonesas. Las ciruelas europeas son de forma ovalada o redonda; incluyen todas las variedades de colores que van desde el púrpura hasta el negro.

Estas últimas son preferidas para la elaboración de conservas y mermeladas, mientras que las Stanley, más grandes, de color violeta oscuro, son generalmente consumidas como fruta. Las variedades nativas de América se cultivan raramente para fines comerciales, pero han sido utilizadas ampliamente para producir cultivos híbridos con las ciruelas japonesas a fin de incrementar su dureza.

Las ciruelas pasas poseen una pulpa firme y su alto contenido de azúcar es el que hace posible que se sequen sin que se produzca ninguna fermentación alrededor de la semilla.

Para las úlceras en los labios

Mantenga en la boca dos cucharadas del jugo extraído de dos ciruelas frescas. Procure que éste toque las partes afectadas.

Contra las úlceras de la boca

Coloque en un algodón jugo de ciruelas y presiónelo contra la parte afectada, hasta que las úlceras desaparezcan.

Como laxante

Prepare un laxante combinando seis ciruelas sin hueso, seis higos frescos, una cucharada de semilla de coriandro y una cucharada de semillas de psilio molidas. Licúe todo hasta formar un puré. Tome una cucharada diariamente.

Cítricos

Las limas y limones se desarrollan en plantas pequeñas con espinas duras y afiladas, originadas en Asia hace miles de años. Las naranjas agrias y dulces son oriundas de China y la India. El árbol de la naranja agria es más duro y resistente a la infecciones de las plantas que el de la naranja dulce.

Las naranjas chinas o kumquats son las más pequeñas de todas las frutas cítricas y han sido cultivadas durante miles de años en China y Japón. Se comen generalmente completas; su cáscara y corteza son bastante dulces, mientras que su pulpa es ácida y jugosa.

La toronja (pomelo) no es un híbrido, sino una especie diferente. Apareció por primera vez en el siglo XVIII en Jamaica como una mutación de una fruta cítrica del Sudeste Asiático y fue llevada a Barbados.

Las mandarinas son cítricos pequeños, de cáscara fácilmente separable y que en realidad son una variedad de la naranja-mandarina.

Contra la hipertensión

Coma dos naranjas chinas antes de ir a la cama. Siga una dieta baja en grasas.

Contra las encías sangrantes

Con la parte interior de la cáscara de un limón frote las partes afectadas después de lavarse los dientes.

Contra el dolor de muelas

Moje un algodón con el jugo de una lima, coloque en las partes afectadas y deje actuar durante cinco minutos. El remedio es muy eficiente y, sobre todo, rápido.

Para unos dientes blancos

Cepille dos a tres veces por semana con una combinación de jugos de limón, toronja y lima a partes iguales. Este tratamiento no se recomienda si su dentadura es sensible a los ácidos.

Contra los dolores corporales

Alivie los dolores de músculos y huesos inflamados con la infusión en un litro de agua de la cáscara de tres mandarinas picadas. Deje reposar una hora, cuele y beba una taza cada cinco horas endulzada con miel de abeja.

Para un cutis hermoso

Limpie cuidadosamente su piel con algodón remojado en la infusión de vinagre de sidra de manzana en agua caliente a partes iguales. Posteriormente aplique el jugo de dos naranjas sobre la piel, que dejerá secar. Por último limpie el rostro con un paño húmedo.

Contra la inflamación de pies

Masajee los pies con jugo de limón y lima a partes iguales. Añada un poco de manzanilla.

Para aliviar los pies cansados o sudados

Mezcle jugo de limón y lima a partes iguales, vierta en un poco de crema corporal. Unte en los pies, verá cómo tiene el mismo efecto que si los pusiera en agua fría. Antes de aplicarse esta combinación deberá refrescarse los pies.

Contra el colesterol alto

Consuma diariamente de diez a quince gajos de naranjas acompañando algún platillo de la comida, o bien como un pequeño postre.

Contra el endurecimiento de las arterias

Consuma diariamente una naranja después de cada comida, sobre todo cuando incluya algún platillo con exceso de grasa.

Irritación de garganta

Haga gárgaras dos veces al día con el jugo tibio de tres limones.

Infecciones de la piel

Combine el jugo de dos naranjas, dos limones, dos mandarinas y manzanilla en polvo. Coloque en las partes afectadas. Verá que en muy pocos días cualquier afección desaparecerá.

Contra la indigestión

Ralle una cáscara de toronja hasta llegar a la parte blanca. Deje secar. Cuando los pedazos estén secos y arrugados, guarde en una bolsa. Utilícelos cuando tenga malestares estomacales colocando en la boca tres cuartos de cucharada de ellos; chupe lentamente antes de masticarlos. Notará que en unos cuantos minutos los malestares cesarán.

Para expulsar cálculos biliares y de vesícula

Tome diariamente dos cucharadas de aceite de oliva por las mañanas antes del desayuno, seguidas de media taza de jugo de toronja.

Para detener los vómitos

Tome cinco cucharadas de jugo de lima fresca, de preferencia una cada hora hasta completar las cinco.

Para aliviar los gases intestinales

Prepare un té con cáscara de cualquier fruta cítrica. Sólo debe rallar cuatro cáscaras frescas para medio litro de agua. Endulce con una cucharada de miel de abeja.

Contra la diarrea de niños y ancianos

Mezcle el jugo de tres limas con medio vaso de agua caliente. Déles de beber cuantas veces sea necesario hasta que cese la diarrea.

Contra la obesidad

1. Consuma diariamente media toronja; esto ayudará a calmar el apetito de las personas obesas.

2. Consuma diariamente antes de ir a la cama tres naranjas chinas. Esto sumado a una dieta o un régimen alimenticio para perder peso.

Contra la migraña

1. Ponga la cáscara de un limón pelado con su parte blanca hacia abajo sobre un pañuelo. Coloque sobre la frente con la parte amarilla hacia la piel. Cuando se percibe una sensación de ardor se retira y el dolor desaparece.
2. Para las migrañas severas, ponga los pies en dos baldes de agua caliente con jugo de limón. Aparte, en dos bandejas, coloque agua caliente y jugo de limón; en ellas debe meter las manos. Verá como en unos minutos los dolores desaparecerán.

Contra picaduras de insectos

Exprima jugo de limón sobre las picaduras de mosquitos, abejas y avispas. En pocos minutos no sólo el dolor desaparecerá sino que, además, las partes afectadas se secarán.

Dátiles

Estas frutas crecen en las regiones cálidas y secas, donde la mayoría de las plantas no pueden hacerlo. Los dátiles madurados por el sol son gruesos y brillantes, con cáscaras claras y suaves que los dátiles secos, los cuales pueden contener dulcificantes y preservativos adicionales.

Cabe destacar que estos frutos tapados y refrigerados se pueden conservar por tiempo indefinido.

Como laxante

1. En medio litro de agua ponga seis dátiles, hierva durante diez minutos. Tome este té por la mañana y por la noche.
2. Consuma diariamente seis dátiles crudos seguidos de un vaso de agua tibia dos veces al día para promover una evacuación activa y frecuente.

Para facilitar la digestión

Cuando tenga malestar estomacal coma de cuatro a ocho dátiles, o bien, póngalos en remojo en una taza de agua caliente por cinco minutos. Inmediatamente tome el líquido.

Contra el cansancio estomacal

Mezcle seis dátiles deshuesados, media taza de leche de cabra, media taza de jugo de piña, una cucharada de polvo de coco, una cucharada de miel de maple. Licue durante unos minutos. Consuma de inmediato.

Fresas y frambuesas

Las frambuesas crecen en un arbusto alto, que puede alcanzar hasta seis metros. Se caracteriza por tallos y ramas espinosas, hojas que de jóvenes son peludas, y ya viejas se ponen lisas, como pintas resinosas sobre ellas, emiten un olor parecido al de un limón aplastado. Las flores verdosas, en racimos en la madera del año anterior, aparecen antes que las hojas. Después de ellas vienen unas cápsulas rojizas pardas y duras que contienen una o varias semillas negras de un sabor picante.

Las fresas son muy bajas en calorías, grasas y sodio; tienen elevadas cantidades de vitamina C y fibra. Contienen la sustancia llamada ácido elágico. Al comerlas en su estado natural se conserva mejor la vitamina C en ellas. También, nos provee de potasio, hierro y riboflavina. Su sabor, generalmente ácido y dulce, la hace ser imprescindible en todo tipo de postres, sobre todo en aquellos que se preparan con lácteos.

Contra la anemia

Consuma diariamente una taza de fresas perfectamente desinfectadas nuevamente las vitaminas perdidas.

Para una piel suave

Machaque cinco fresas. Coloque en la piel y deje actuar alrededor de diez minutos. Enjuague con agua fría.

Guayaba, mango, papaya y piña

La guayaba es una fruta tropical pequeña y de piel delicada. A menudo se procesa en forma de jaleas, mermeladas y conservas, pero también se puede consumir en forma natural. Esta fruta es la número uno en contenido de vitamina C, casi tres veces la dosis diaria recomendada, y es una buena fuente de fibra. Es baja en calorías, grasa y sodio. Se recomienda comerla junto con alimentos ricos en hierro. El color de su cáscara varía de amarillo a amarillo verdoso. La pulpa puede ser blanca o rosada y sus sabores dulce y acidulado.

El mango es la fruta tropical más suculenta; sin embargo, cuando no es de buena calidad, la pulpa puede ser desagradablemente fibrosa, con sabor a trementina. Los hay de forma redonda, ovalada, con forma de pera o arriñonado, o hasta largo y delgado.

La papaya presenta forma de pera y tiene una cavidad central llena de semillas comestibles, negras y del tamaño de un chícharo; la pulpa es dulce y jugosa y de una contextura similar a la del melón. Las papayas verdes pueden ser horneadas o hervidas como hortalizas, y las hojas a menudo se cocinan como verduras. Es una buena fuente de fibra, tiene suficientes folatos y una fuerte cantidad de vitamina C; esta fruta también contiene betacaroteno. El color de la cáscara es verde antes de madurar; se torna amarillenta y se magulla fácilmente cuando madura. El color de la pulpa cambia dependiendo de la variedad y va desde amarillo hasta naranja rojo, como la papaya amameyada, que recibe este nombre porque su pulpa es del mismo color que la del mamey.

La piña o ananás es una fruta regordeta y pesada, con hojas verdes en forma de corona, emite un fragante aroma y tiene una ligera separación de los ojos o pepitas; su cáscara se pone amarilla a medida que la fruta madura. Esta fruta es una buena fuente de fibra: contiene buena cantidad de vitaminas y minerales que alimentan el sistema inmunológico: vitamina C, folatos y hierro, que ayudan a convertir los alimentos en energía; también es rica en magnesio. Se reconoce una piña madura porque su cáscara se torna amarillo-naranja, aparecen puntos cafés en la superficie y su olor es muy fuerte. Es un buen ablandador de carnes.

Para la congestión

Prepare un licuado de guayaba con 250 gramos de esta fruta en medio litro de agua y cuele. Es ideal para la congestión de los pulmones y la garganta.

Para mantener el corazón sano

Prepare un jugo con una taza de mango maduro. Beba por lo menos tres veces por semana para mantener el corazón en buen estado.

Contra la bronquitis, fiebre de heno y asma

Prepare un jugo con media taza de mango de preferencia enlatado y tibio, con un cuarto de cucharada de jugo de lima y cuatro gotas de vainilla pura. Mezcle perfectamente bien. Beba dos veces al día, de preferencia cuando se intensifiquen los ataques de congestión respiratoria. Este jugo le permite al asmático descansar mejor si lo toma antes de ir a la cama.

Contra las convulsiones

1. Prepare un extracto con quince gramos de hojas de guayaba machacadas y medio litro de alcohol de caña. Vierta en un frasco y deje reposar dos días. Frote la columna y la base del cuello hasta obtener mejoría.
2. Machaque ligeramente diez hojas de guayaba y córtelas en pedazos de una pulgada. Colóquelas en un frasco de vidrio, añada una taza de vodka o ginebra. Deje reposar quince días, agitando el frasco dos veces al día. Cuele con un sedazo y guarde el líquido en un frasco. Tome dos cucharadas al día.

Contra la presión sanguínea

Ponga a secar dos hojas medianas de mango durante un día. Corte en pedazos y coloque en un litro de agua hirviendo. Retire del fuego y deje reposar una hora. Cuele y beba dos tazas al día durante tres días seguidos. Deje de tomar una semana y repita la operación.

Para controlar la diabetes

Tome dos tazas al día de la infusión preparada con cinco hojas de mango en un litro de agua. Deje hervir durante cinco minutos y endulce al gusto con miel de abeja.

Para aliviar los problemas gastrointestinales

Beba diariamente un jugo que preparará con 235 mililitros de jugo de mango, papaya y piña. Mezcle bien y consuma antes de cinco minutos de haberlo mezclado para evitar que pierda sus nutrientes.

Para aliviar las lesiones musculares

Consuma diariamente 250 gramos de piña cruda sin ningún sazonador. Este tratamiento lo debe complementar tomando un vaso de piña diario, por lo menos quince días seguidos.

Contra verrugas y callos

Coloque en la parte afectada un trozo de piña recién cortada o la cáscara. Deje actuar por lo menos dos horas y retire. Asegúrese de que la parte interior de la cáscara quede en la parte afectada.

Para expulsar parásitos intestinales

1. Consuma una cucharada de semillas de papaya después de cada alimento hasta que note mejoría.
2. Corte en rodajas una piña sin pelar, vierta en un recipiente con tapa y agregue un litro de agua hirviendo. Deje reposar durante tres horas. Beba cuatro tazas al día entre las comidas y en pocos minutos usted notará mejoría.

Para aliviar el dolor de espalda

Prepare una infusión con un litro de agua hervida, una y media cucharadas de milenrama seca cortada en pedazos y una y media cucharadas de manzanilla seca. Cubra y deje reposar durante 50 minutos. Frote con ella la espalda.

Para secar las espinillas negras de la piel

Licue una rebanada de papaya durante cinco minutos. Coloque esta crema natural en el rostro, deje actuar durante quince minutos y enjuague con agua tibia y jabón neutro. Puede realizar este procedimiento diariamente y notará grandes cambios en su rostro.

Contra la piel grasosa

Tome un trozo de piña con cáscara, masajee con ella (el lado de la pulpa por dentro) el rostro durante diez minutos. Enjuague con agua fría.

Mascarillas para una piel joven

1. Machaque una rebanada de papaya verde, media cucharada de aceite de semilla de girasol y melaza. Mezcle y coloque en la piel. Deje actuar durante cinco minutos y enjuague con agua fría.
2. Licue una rebanada de papaya verde y medio vaso de yogur natural durante dos minutos. Agregue dos cu-

charadas de aceite de girasol y de dos a tres cucharadas de melaza, licue dos minutos más. Vierta ahora
tres cucharadas de crema de batir y cuatro yemas de
huevo, mezcle con la mano y coloque en la piel. Deje
actuar diez minutos. Enjuague con agua fría.

Para aliviar llagas y heridas

Corte una papaya madura en bandas, coloque sobre la herida todo el día. Enjuague y repita la operación hasta
obtener mejoría.

Contra las llagas de los labios

Mastique un trozo de hoja fresca de papaya durante una
hora o hasta que las llagas desaparezcan.

Contra la infección del oído interno

Machaque de cuatro a seis rebanadas de papaya, añada
dos dientes de ajo finamente picados y medio litro de
aceite de oliva virgen. Deje reposar durante diez días,
cuele y guarde en un frasco. A los niños debe aplicarles
de dos a tres gotas diarias; para los mayores, seis gotas.

Contra el salpullido

Hierva a fuego lento un litro de agua durante 35 minutos,
agregue la cáscara de una piña y una cucharada de rome-
ro seco. Lave las partes afectadas con esta infusión.

Contra las hemorroides

Humedezca varios algodones con la mezcla anterior y coloque en el recto hasta que las hemorroides desaparezcan.

Para evitar náuseas

Beba antes de viajar en auto, avión, tren, etc., 225 mililitros de jugo de piña o papaya. Este remedio también lo pueden tomar las mujeres embarazadas para evitar las molestas náuseas.

Contra los hongos en los pies

Remoje diariamente las partes afectadas en el almíbar de piña enlatada. Seque al aire y coloque un poco de fécula de maíz. En menos de una semana los hongos se habrán erradicado.

Para incrementar la leche en las mamas

1. Corte en trozos una papaya verde, añádalos a dos tazas de vinagre de manzana hirviendo y una taza de agua. Cubra y deje hervir durante media hora. Retire y deje reposar quince minutos. Cuele y tome cinco dosis de una cucharada al día.
2. Licue una papaya semimadura con las semillas en un poco de agua. Consuma una taza diaria de este puré.

Para recargar fuerzas

Cada vez que se sienta sin fuerzas prepare un jugo con dos naranjas y una piña chica muy madura. Licue perfectamente bien y beba. Notará cómo en unos cuantos minutos recuperará las fuerzas perdidas.

Granada

El granado crece silvestre como un arbusto en su zona nativa del sur de Asia y en las áreas cálidas del mundo. Si se cultiva como un árbol, crece hasta 6 metros de alto; sus ramas son delgadas, a menudo con espinas en las puntas, las cuales tienen hojas opuestas oblongas lanceoladas y brillantes de una a dos pulgadas de largo. De las puntas de las ramas salen entre una y cinco flores grandes, rojas o anaranjadas. La fruta es una baya de muchas semillas de cáscara gruesa, de color amarillo amarronado a rojo, del tamaño aproximado de una naranja. Cada semilla está rodeada de otra semilla ácida y roja.

Para expulsar parásitos intestinales

Seque las semillas de seis a siete granadas al sol durante siete horas, macháquelas hasta hacer un polvo. Tome una cucharada en un vaso de jugo de piña sin endulzar de tres a cuatro veces al día en ayunas.

Contra la gingivitis

Prepare una infusión con la cáscara de una granada en un litro de agua. Realice gárgaras las veces que sean necesarias.

Higo

Los higos frescos han sido siempre una fruta muy apreciada por alrededor de cinco mil años. Fueron cultivados en los famosos jardines colgantes de Babilonia, en el la antigüedad. Los sacerdotes jesuitas plantaron higos en la primera misión católica de San Diego, California. Los higos frescos tienen generalmente forma de pera, con cáscara amarillo-verdosa, púrpura o negra.

Contra el dolor de garganta

Ponga a hervir medio litro de agua, añada cinco higos picados. Deje hervir a fuego lento durante cinco minutos. Retire del fuego y deje reposar. Beba media taza cada cuatro horas para aliviar el dolor de garganta.

Contra pulmones irritados

Ponga a hervir tres tazas de agua, añada siete higos picados en trozos pequeños. Deje hervir diez minutos, tape y deje reposar. Beba media taza cuatro veces al día.

Como laxante

Hierva un litro de agua, vierta diez cucharadas de cada uno de los siguientes ingredientes: higos, pasas y cebada cruda. Deje hervir a fuego lento durante quince minutos. Añada dos y media cucharadas de raíz de orozuz (licorice) seca, retire del fuego y deje reposar media hora. Cuando se enfríe, revuelva y cuele. Tome una taza por la noche y otra antes de ir a la cama.

Para aliviar llagas

Coloque de tres a cuatro higos en un molde para pastel, cúbralos con leche, cubra con otro molde para pastel invertido. Hornee a temperatura muy baja durante una hora. En ese tiempo, los higos habrán absorbido toda la leche. Ábralos por la mitad y póngalos directamente sobre la llaga, ellos extraerán todo el pus de la infección.

Contra los furúnculos

Ponga a secar ocho higos, macháquelos hasta obtener un polvo. Prepare una pasta que colocará sobre las heridas.

Para unos dientes limpios

Corte tres higos por la mitad, frote con ellos los dientes con la parte abierta durante varios minutos. En unos cuantos días sus dientes estarán más limpios que nunca.

Contra el cáncer

Consuma diariamente tres higos cocidos al vapor; con ello usted logrará reducir los tumores cancerosos.

Para la artritis

Remoje seis higos en dos y media tazas de agua hirviendo durante unos diez minutos. Cuando estén suaves, macháquelos para hacer una cataplasma que colocará en las partes afectadas por la artritis. Cubra con una toalla gruesa o una franela tibia. Deje actuar media hora.

Kiwi

Esta fruta es nativa de Nueva Zelanda, tiene forma de huevo con una piel castaña aterciopelada y una pulpa verde muy dulce. El exótico interior es como una especie de explosión solar, con líneas blancas que irradian desde un centro como crema, pasan junto a las semillas negras y siguen hasta la pulpa verde brillante. De gusto agridulce, parece ser una suculenta combinación de sabores de fresa, banano, melón y piña, todos en una sola fruta, por lo que resulta deliciosa.

Contra la hipertensión

Consuma cada tercer día tres kiwis, ya que cada uno de estos contiene 250 gramos de potasio; por lo regular necesitamos 750 gramos de potasio para poder controlar la presión alta.

Contra la acidez estomacal

Coma de uno a dos kiwis después de una comida pesada. Esto le ayudará a evitar la indigestión.

Manzana

La manzana silvestre crece en toda Europa y hasta Asia Central, donde parece haberse originado. Esta fruta es tan conocida que incluso en Roma, en la época del emperador Augusto, había no menos de 30 variedades diferentes. Hoy en día existen más de 1,400 variedades de manzanas en todo el mundo. Es una fruta rica en vitaminas C y E, que actúa como antioxidante.

La manzana tiene pocas calorías, es baja en grasas, sodio y está libre de colesterol. Contiene mucha fibra no soluble y pectina, que es ideal contra el cáncer de colon. Cuando se deshidrata, este fruto aumenta la cantidad de hierro, potasio y riboflavina, aunque pierde todo su contenido de vitamina C.

Contra la diarrea crónica

Ralle una manzana y deje a temperatura ambiente; cuando se ponga negra (oxide) consuma de inmediato. Esto le ayudará a eliminar la diarrea producida principalmente por alimentos grasosos o con demasiados condimentos.

Contra la infección estomacal

Prepare un puré con dos manzanas. Consuma preferentemente en ayunas o antes de ir a la cama.

Contra las caries en los niños

Una manzana diariamente después de cada alimento ayudará a los pequeños a prevenir la caries.

Contra el insomnio

Consuma dos o tres manzanas antes de acostarse. Esto le ayudará a eliminar el insomnio y fortalecerá su corazón.

Para las quemaduras de la piel

Prepare una mezcla con una taza de vinagre de sidra de manzana y una cucharada de aceite de oliva. Coloque en las partes afectadas con una gasa.

Contra picaduras de insectos

Utilice el remedio anterior.

Contra los hongos de los pies

Con la misma mezcla anterior bañe los pies durante unos minutos. Enjuague con agua caliente y notará que en muy pocos días todo tipo de hongo desaparecerá.

Durazno, membrillo y pera

Los duraznos se originaron en China hace varios miles de años y eran venerados como frutas de inmortalidad. Existen cientos de variedades de duraznos que se pueden dividir en dos grupos:

1. Los abrideros, variedad que tiene la pulpa suave y jugosa; se separa fácilmente del carozo o hueso.
2. Los clingstones, variedad con pulpa más dura que se adhiere fácilmente al carozo.

Los membrillos son una fruta amarilla de forma semejante a la pera. Se originó en Asia menor y ha sido cultivada durante cuatro milenios.

Pocas frutas varían tanto en color, textura, sabor, tamaño y forma como las peras. Éstas se recogen cuando han alcanzado todo su tamaño pero aun estando verdes, y llegan a alcanzar su más fina textura y sabor, cuando han sido separadas del árbol. Tienen forma de campana, con la piel amarilla o café y algunas adquieren un color rojo rosado cuando están maduras.

Para una piel bella

1. Licue un durazno, una rebanada de papaya, un plátano y medio aguacate. Cuando obtenga una mezcla semiespesa, retire y coloque en la cara. Deje actuar alrededor de 30 minutos y enjuague con agua fría. Inmediatamente después frote el cutis con un algodón humedecido con aceite de girasol.

2. Licue la mitad de una pera, un durazno sin el hueso y un membrillo, todos sin pelar, con un poco de agua. Beba este jugo, que le ayudará a mantener la piel bella.

3. Si usted desea eliminar alguna cicatriz de su rostro, mezcle en una licuadora cuatro hojas de durazno, tres cáscaras de papa cruda y una y media tazas de agua. Cuando obtenga un puré viértalo a una tela gruesa que colocará en la parte afectada. Esto también le ayudará para que una herida cicatrice más rápido y sea poco visible.

4. Para desaparecer los moretones y las picaduras, hierva dos tazas de leche condensada con cinco hojas de durazno. Deje hervir durante veinticinco minutos, cuele y coloque en las partes afectadas. En menos de un día estos molestos moretones desaparecerán.

Contra el estreñimiento

Prepare un té con quince hojas de durazno en medio litro de agua. Deje hervir durante cinco minutos y tome seis tazas al día hasta que el estreñimiento desaparezca.

Contra la fiebre y el asma

Prepare un jarabe con la almendra del durazno (corte el corazón del durazno y obtendrá la almendra), la cáscara de un durazno, dos tazas de vinagre de sidra y dos tazas de agua hervida. Mezcle y tape dejando reposar durante cinco días. Hierva a fuego lento hasta que se reduzca a medio litro, añada media taza de vodka para conservarlo, guarde en un frasco. Cada tres o cuatro horas tome una cucharada de este jarabe para eliminar la fiebre y despejar el pecho de flemas acumuladas.

Contra la debilidad

Prepare un jugo con uno o dos membrillos y dos peras, los cuales licuará con un vaso de jugo de zanahoria. Beba este jugo por la mañana y antes de ir a la cama hasta que desaparezca la debilidad. Puede utilizar este remedio en casos de anemia.

Melones y sandía

Existen tres tipos de melones:

- Melón cantalupo. Es una variedad del melón común. Tiene una corteza corrugada y pulpa de color rojizo anaranjado.
- Melón chino o de indias. Otra variedad de melón común. Tiene corteza amarilla, es originario de Asia Menor.

- Melón dulce. Tiene una suave, blanca y dulce cubierta.

La sandía, por su parte, es una variedad más del melón. Se trata de una fruta grande, redonda que desciende de la familia de los pepinos; tiene una corteza dura de color verde o blanco y una pulpa rosada o roja, con gran cantidad de jugo dulce.

Como laxante

Consuma un melón diario; esto le ayudará a corregir el estreñimiento.

Contra la ictericia

Prepare una infusión a base de dos melones verdes de regular tamaño, cinco ramas de perejil y un litro de agua. Deje hervir durante cinco minutos, cuele y tome como agua de uso.

Contra la inflamación de la vejiga

1. Consuma diariamente tres rebanadas de sandía dulce.
2. Prepare una infusión hecha a base de quince gramos de semillas de sandía machacadas en un litro de agua caliente. Deje hervir durante 45 minutos. Beba el líquido por lo menos tres veces al día en cantidades de una taza a la vez.

Contra la migraña

Coloque un trozo de cáscara de sandía sobre las sienes hasta que la migraña desaparezca.

Para aliviar los dolores en la vesícula biliar

Machaque la cáscara de una sandía y colóquela en las partes afectadas. Deje actuar alrededor de una hora y enjuague con agua tibia.

Contra gases intestinales

Consuma un cuarto de sandía después de una comida copiosa.

Uva silvestre

Las uvas silvestres crecen en un arbusto perenne que se encuentra en laderas boscosas de las áreas montañosas. Oriundo de Norteamérica, fue llevado a Europa como una planta cultivada y se ha naturalizado en ese continente. Su rizoma irregular y nudoso tiene una corteza pardusca, y la madera de la parte inferior es amarilla. Esta uva es ideal (sobre todo los rizomas) para combatir la meningitis espinal y para contrarrestar el veneno de una picadura de serpiente.

Contra la meningitis espinal

Prepare una infusión hirviendo con dos cucharadas de rizoma y medio litro de agua. Retire del fuego y deje reposar durante 25 minutos antes de consumirlo.

Contra picaduras de escorpiones y serpientes

Prepare la misma infusión que en el caso anterior, sólo que deberá suministrarle a la víctima de cinco a seis tazas de este té al día.

Uvas y pasas

Las uvas son fácilmente identificables como frutas, que van desde el verde pálido al rojo púrpura. Casi la mitad de los innumerables tipos de esta planta son oriundos de Norteamérica. Muchas de las especies actuales evolucionaron de las uvas silvestres.

En general, todas las especies de uvas son bajas en calorías, grasa, sodio y sin colesterol. Son buenas fuentes de vitamina C y la cantidad de fibra varia según la especie; aunque se recomienda consumir con cáscara y sin semillas para aumentar el contenido de fibra. Todas contienen una sustancia llamada ácido elágico que, se presume, acaba con ciertos carcinógenos en el organismo.

La variedad europea tiene buena cantidad de vitaminas del complejo B y su cáscara no es fácil de quitar. En cambio, la uva americana tiene cáscara fácilmente desprendible. Esta última variedad se puede comer fresca, pero es más común que se procese en jaleas, jugos y mermeladas.

Para humectar la piel

1. Corte por la mitad y exprima el jugo de uvas verdes en los labios y debajo de los párpados. También frote un poco del jugo alrededor de la boca y los ojos, es maravilloso para eliminar las pequeñas arrugas alrededor de la boca.

2. Procese quince uvas verdes en la licuadora. Frote con ellas el rostro, la frente y la garganta. Deje actuar alrededor de 30 minutos. Enjuague con agua fría.

Para eliminar la flacidez

Coloque como loción en las partes afectadas de la piel sidra de uva, dejando que el aire lo seque. No debe enjuagarse.

Para reducir ataques del corazón

Mezcle un huevo crudo, dos tercios de taza de vino y un vaso de jugo de manzana. Ponga a hervir y beba tibio. Tome esta cantidad tres veces al día durante cuatro días consecutivos.

Para mejorar la inmunidad

Vierta tres tazas de agua hirviendo sobre una taza de
pasas, añada una y cuarto cucharadas de melaza, mezcle
bien, tape y deje reposar durante una hora. Cuele y refri-
gere. Beba una taza de esta infusión.

Las verduras

Bajo el nombre genérico de verduras se consumen plantas enteras: lechugas, coles y espinacas, o partes de ellas, como son el fruto: tomates y calabazas; el tallo: espárragos; el tubérculo: papas; la raíz: zanahorias y rábanos; o los granos: frijoles y chícharos.

Algunas de las verduras se comen crudas, pero casi siempre se deben procesar antes de comerlas. A veces su sabor no las hace aptas para que se coman solas y entonces se hace que formen parte de un plato como complemento o guarnición. La cocción, que hace más digestivos los vegetales, provoca al mismo tiempo una pérdida de vitaminas de hasta 20% (porque el calor destruye las vitaminas) y de sales minerales, que se diluyen en el agua. Sin embargo, la cocción al vapor limita esta pérdida.

Las verduras aportan al organismo, según las especies, celulosas, glúcidos (almidones), vitaminas y sales minerales. Las celulosas pertenecen a la categoría de los glúcidos, pero no son digestivas; forman lo que se llama el lastre, pues constituyen la fibra indispensable para que los alimentos puedan avanzar en el intestino; es decir, que tienen, esencialmente, una función mecánica. Los almidones constituyen la fuente más importante de glúcidos. Están formados por largas cadenas de maltosa, que romperán poco a poco las diversas enzimas, especialmente las de los jugos intestinales, hasta convertirse en glucosa. Además, las verduras son también ricas en vitaminas C, B, K y betacaroteno y en sales minerales. También contienen sales de calcio, que son indispensables para la formación de los huesos; sales de hierro, que sirven para formar la hemoglobina de los glóbulos rojos de la sangre, y potasio. Además de estos componentes esenciales, algunas verduras contienen materias grasas y proteínas, como las legumbres, frijoles, lentejas, habas, garbanzos, etc., que son ricas en proteínas.

De esta manera, entendemos que el valor nutritivo de las verduras varía de una especie a otra. Las legumbres pueden sustituir a la carne por su aportación de proteínas. La papa tiene un valor calorífico elevado, al tiempo que su riqueza en glúcidos la hace capaz de satisfacer una parte importante de las necesidades energéticas del organismo. Por el contrario, la mayoría de las verduras tiene un valor energético muy bajo. Su importancia en el equilibrio alimenticio radica en su aportación de vitaminas esenciales, especialmente provitamina A y vitamina C, y de sales minerales y elementos como: azufre, cobre y magnesio principalmente en la lechuga, calcio en las endibias, etcétera.

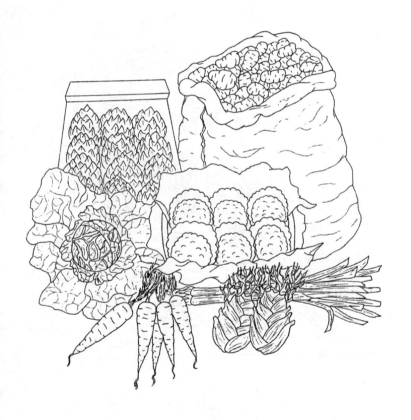

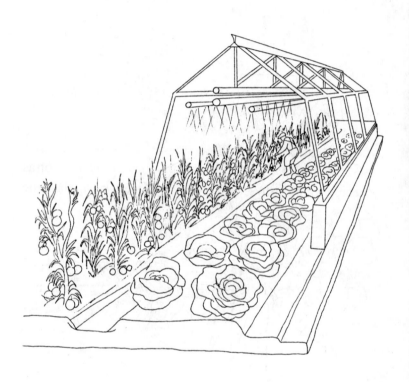

El cultivo de las verduras

Desde la antigüedad el hombre recogía plantas salvajes, no obstante, los agricultores relegaron el cultivo de las verduras y dieron preferencia al de los cereales. Sin embargo, en Roma comenzaron a cosechar verduras y más tarde, en la Edad Media, se cultivaban junto con otras especies, que enriquecieron los productos agrícolas que en el siglo XVI llegaron a América.

De esta manera, las verduras que hoy en día conocemos proceden de una selección de especies originarias de Europa, o bien de variedades importadas en diferentes momentos de la historia. Al igual que el cultivo de las frutas, ha sido necesario no sólo crear nuevas técnicas de cultivo, sino que además se han tenido que extender los territorios destinados para este fin con el objetivo de poder satisfacer la demanda de este tipo de alimento esencial en la dieta diaria de cada individuo.

Las verduras
y sus propiedades

La zanahoria es importante por su aportación de caroteno, que se transforma en vitamina A, que a su vez es buena para el hígado, pues fluidifica la bilis. La col contiene, además de las vitaminas A, B, C y K, arsénico, yodo, hierro, cobre, magnesio, clorofila y azufre, que estimulan las funciones intestinales. La cebolla es antiséptica; el perejil ayuda a desarrollar las facultades mentales; en fin, cada verdura nos aporta propiedades que nos permiten mantenernos sanos, por lo que será necesario analizarlas por separado.

Alcachofa

Es un vegetal de color verde, similar a una col diminuta, salvo que sus hojas son más pequeñas y gruesas. Pese a lo que se cree, la parte de la alcachofa con más propiedades es precisamente la que normalmente desechamos; es decir, la parte amarga, mientras que la que consumimos no nos aporta los nutrientes y propiedades necesarios. Por lo que es recomendable que si va a consumir alcachofas será mejor que las guise completas.

Para controlar el colesterol

Machaque el contenido de cinco tazas de hojas de alcachofa, vierta en ellas dos litros de alcohol y deje reposar diez días. Cuele y tome una cucharada dos veces al día entre las comidas. Esto le ayudará a evitar que el colesterol se acumule y forme placas de grasa en el organismo.

Para tener una vida activa

Prepare una infusión con una alcachofa a la que despedazará y colocará en un frasco con un poco de agua, coloque el frasco en un plato y éste en una sartén al fuego, agregue un poco más de agua y deje que se reduzca a la mitad. Retire del fuego, cuele y tome cuatro cucharadas tres veces al día.

Contra los problemas del hígado

Consuma por lo menos tres veces a la semana alcachofas guisadas como usted prefiera. Notará cómo el hígado se activará eliminando así cualquier tipo de padecimiento.

Apio

Considerado uno de los vegetales más viejos, pues ya era cultivado y consumido por los egipcios. Es una planta con múltiples usos y pocos desperdicios: las hojas y semillas secas pueden ser utilizadas como un buen condimento. Las nervaduras externas se cocinan, mientras que las internas se consumen crudas, ya que de esta manera son buenas para el corazón.

El apio más común es el de Pascal, de color verde claro. Posee una superficie brillante y se quiebra con gran facilidad. Este vegetal pertenece a la familia del perejil, por lo que recibe parte de la misma reputación medicinal que se le atribuye a esta hierba.

Para calmar los nervios

Mezcle a partes iguales jugo de zanahoria y apio. Procure consumir 250 mililitros al día. Esto le ayudará a fortalecer los nervios.

Contra la hipertensión

Mezcle a partes iguales jugo de tallo de apio y miel de abeja. Tome diariamente ocho cucharadas, tres veces al día durante una semana.

Contra los piquetes hechos con aguijón

Mastique un tallo de apio sin que se lo trague, coloque esta pulpa masticada en las partes afectadas. Deje actuar unos minutos. Con este sencillo remedio la hinchazón y los dolores desaparecerán.

Contra el sobrepeso

Si usted se encuentra bajo un régimen alimenticio para perder peso y le da hambre entre comidas, masque un tallo de apio, sólo que en esta ocasión sí se lo debe pasar; de esta manera notará que no sólo se le quita el hambre, sino que además le ayuda a eliminar más rápido esos kilitos de más.

Berenjena

La berenjena en realidad es una fruta, aunque actualmente se le cataloga dentro de las verduras más importantes, gracias a sus propiedades e inigualable sabor. Este fruto puede ser rojo, amarillo o incluso blanco, pero la clase más común es la púrpura, muy parecida a una pera.

Contra los dolores de estómago

Prepare una infusión hecha a base de media berenjena, 50 gramos de tamarindo y medio litro de agua. Deje hervir durante unos minutos y beba dos tazas al día hasta que los dolores desaparezcan.

Contra el alcoholismo

Prepare una infusión hecha a base de dos y media cucharadas de cáliz de berenjena en trozos y dos tazas de agua. Deje hervir durante cinco minutos y beba aún estando tibio.

Para regular el colesterol en la sangre

Prepare una ensalada con una berenjena, una cebolla mediana, dos manzanas verdes y un vaso de yogur natural. Consuma si es posible diariamente, esto le ayudará a reducir la cantidad de grasa acumulada en el corazón.

Contra los dolores de muela

Ponga tres cálices de berenjena en una charola para hornear, meta al horno a 175°C durante 24 horas, saque y deje que se enfríe. El polvo resultante mézclelo con un cuarto de taza de sal marina y dos cucharadas de alga marina en polvo. Coloque nuevamente en una bandeja para hornear y repita el primer paso. El polvo resultante de esta última operación se coloca en la parte afectada.

Contra la piorrea (infección de las encías)

Prepare el polvo de berenjena siguiendo las instrucciones contra el dolor de muela, sólo que en esta ocasión lo colocará en toda la boca.

Calabaza

Las calabazas son originarias de América; los conquistadores aprendieron a cultivarlas gracias a los indígenas y luego las llevaron a Europa. Estas verduras se dividieron en dos grupos fundamentales que son:

1. Las de verano. De rápido crecimiento y cáscara suave, las cuales son cosechadas antes que maduren. Las más conocidas son la italiana y de bola.
2. Las de invierno. Son de gran tamaño, crecimiento lento y cáscara dura. Pueden ser cosechadas cuando están completamente maduras.

Muy al contrario de lo que se cree, las calabazas de invierno son por lo general de mejor sabor y más nutritivas que las de verano. Existe gran variedad de calabaceras que se destinan para diversos fines, desde los domésticos hasta los ornamentales.

Contra la inflamación

Machaque tres calabazas y guarde en el refrigerador durante una hora. Coloque en las partes afectadas.

Contra la fiebre

Prepare una infusión hecha a base de dos litros de agua y quince hojas de calabaza. Deje hervir durante cinco minutos. Retire del fuego y deje reposar 35 minutos antes de consumir. Beba una taza cada dos horas.

Contra la diarrea

Prepare la infusión anterior, sólo que esta vez consumirá cinco tazas al día.

Contra los problemas de próstata

Pele las semillas de una calabaza anaranjada, macháquelas hasta obtener un polvo. Mezcle a partes iguales
con melaza y dos cucharadas de miel oscura, revuelva
perfectamente bien hasta obtener un jarabe espeso. Añada un poco de cardamomo, una raja de canela en polvo y el jugo de medio limón. Tome una cucharada todas las mañanas en ayunas, por lo menos tres veces por
semana.

Contra los parásitos intestinales

Prepare el jarabe anterior, sólo que en esta ocasión debe
consumir únicamente una cucharada en ayunas durante
cuatro días.

Contra la migraña

Ralle la pulpa de tres calabazas amarillas o anaranjadas,
aplique directamente en las sienes o en la cabeza. Deje
actuar hasta que los dolores desaparezcan.

Para aliviar los abscesos

Ralle la pulpa de tres calabazas anaranjadas, aplique sobre los abscesos; esto le ayudará a expulsar todo el pus
que se concentra en ellos.

Para aliviar el dolor de oído

Exprima cinco tallos verdes de calabaza. El jugo que se extraiga se coloca en los oídos con la ayuda de un gotero.

Para prevenir el cáncer

Consuma grandes cantidades de calabaza, especialmente en ensaladas acompañadas de zanahorias y brócoli.

Contra la solitaria

Extraiga las semillas de una calabaza anaranjada, tueste en un comal. Consuma una taza de semillas al día hasta expulsar este parásito.

Para aliviar rasguños y heridas leves

Prepare un polvo con 500 gramos de semillas de calabaza secas, agregue cinco capullos de calabazas recién cortados y machacados, vierta un poco de agua hasta formar una mezcla suave. Coloque sobre la parte afectada. Deje actuar durante media hora y enjuague con agua fría. Repita la operación cuantas veces sea necesario.

Para desmanchar la piel

Ponga a hervir cinco calabazas verdes, tres chayotes y 50 gramos de ejotes. Escurra las verduras y consuma diariamente de preferencia en ayunas. En menos de una semana su piel estará libre de paño o cualquier otra mancha desagradable.

Col

Existen diversas clases de coles, y cada una de ellas cuenta con propiedades que nos permiten mantener un cuerpo sano. Dentro de las más comunes conocemos:

- Brócoli.
- Col o repollo.
- Col o repollitos de Bruselas.
- Coliflor.
- Col rizada.
- Colinabo.
- Mostaza.
- Semilla de mostaza.

Aunque estas dos últimas no son muy consumidas en nuestro país, si usted tiene la posibilidad de encontrarlas, podrá preparar los remedios sugeridos a continuación.

Para prevenir el cáncer

Consuma grandes cantidades de brócoli, el cual puede preparar en ensaladas, hervido o con algún tipo de carne. Si le es posible añada coles de Bruselas y mostaza, ya que estas dos últimas evitan el crecimiento de tumores cancerosos en el colon y el recto.

Para disminuir el colesterol

Prepare una ensalada con un cuarto de col y cinco coles de Bruselas, esto le ayudará a reducir el endurecimiento de las arterias.

Para estimular la evacuación

Ingiera dos veces por semana cinco tazas de col picada, cruda o cocida. De esta manera mejorará el funcionamiento del colon.

Contra los hongos en la piel

Extraiga el jugo de una col cruda, aplíquelo en la cabeza, manos y pies. Esto le ayudará a eliminar toda clase de hongos que se pueden albergar en estas áreas.

Contra úlceras gastrointestinales

Beba el jugo extraído de una col cruda, de preferencia por las mañanas.

Contra los efectos nocivos de las radiaciones

Añada en su dieta básica hojas de col, esto le ayudará a rechazar las radiaciones que expulsan los televisores, las computadoras y los hornos de microondas.

Para eliminar las erupciones y abscesos en la piel

Coloque una cataplasma de hojas de mostaza fresca, agregue un poco de vaselina y unte con esto las partes afectadas.

Contra la artritis reumatoide

Planche cinco hojas grandes de col verde, frótelas con aceite de oliva sobre una sola cara. Coloque en las partes afectadas cubriéndolas con una toalla gruesa. Deje actuar durante una hora y repita la operación.

Contra calambres abdominales

Realice el mismo tratamiento que en la artritis reumatoide.

Espinaca

La espinaca se originó en Persia y más tarde llegó a España a través de los árabes. Este vegetal puede ser de hoja suave o más comúnmente, del tipo Savoy, de hoja crujiente; puede ser también de semilla redonda o espinosa. Las hojas frescas, jóvenes y tiernas son deliciosas en ensaladas o pueden cocerse a vapor con un poco de agua hasta que ablanden. A la espinaca se le atribuye proporcionar fuerza gracias a la gran cantidad de propiedades que posee.

Contra el cáncer de pulmón

Consuma grandes cantidades de espinacas de hojas oscuras y gruesas. Puede prepararlas en ensaladas acompañadas de col rizada y berza. Esto le ayudará a reducir el cáncer de pulmón.

Contra la diabetes

Prepare una bebida con un manojo de espinacas verdes, dos gramos de alga marina, una cucharada de jugo de limón y una de jugo de lima. Coloque todo en una olla con una y media tazas de agua. Deje hervir durante media hora a fuego lento. Retire, cuele y tome una taza media hora antes de la comida y otra taza antes de ir a la cama.

Contra la anemia

Consuma grandes cantidades de espinacas en ensaladas y caldos acompañadas de zanahoria y col.

Hongos y setas

Los hongos o setas comestibles viven en la oscuridad, alimentándose de materias orgánicas. Al carecer de clorofila, no pueden realizar la fotosíntesis que sintetiza nutrientes con la luz del sol. No tienen raíces, hojas, flores ni semillas. Estas misteriosas características han fascinado y tentado al hombre desde los tiempos prehistóricos.

En su mayoría, los hongos o setas se pueden comer, sobre todo añadiéndolos a sopas o ensaladas. El contenido principal de los hongos es: proteínas, vitaminas del complejo B, potasio, selenio, sodio, calcio, magnesio, fósforo, hierro, zinc, yodo, manganeso, cromo, molibdeno, ácido fólico, biotina, inositol y vitaminas C, E y K. Pero no sólo eso, sino que además son muy bajos en calorías, por lo que su consumo se puede realizar en grandes cantidades sin temor a subir de peso.

Los hongos como especies comestibles pueden recolectarse en una forma silvestre o como se cosechan actualmente, aplicando métodos modernos y científicos para cuidar su producción industrial.

Existen diversas clases de hongos, como son:

- Champiñones.
- Duraznillos.
- Yemas.
- Clavitos.
- Pajaritos.
- Rosellones.
- Gachupines.
- Y muchas más.

Los hongos poseen una función muy importante dentro de la gastronomía y la industria farmacéutica. Existen por lo menos 200 mil especies de hongos diferentes, de las cuales, cerca de 600 son comestibles.

Las características de los hongos y setas son:

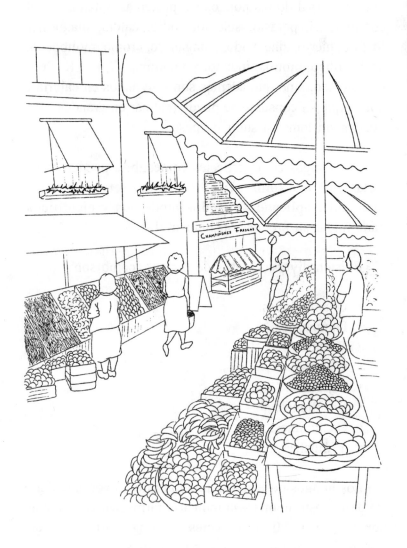

- No poseen raíz, ni hojas, ni flores.
- A diferencia de las plantas, no tienen clorofila.
- Se originan a partir de esporas en lugar de semillas.
- Se reproducen tanto de forma asexual como sexual.
- Contienen quintina o celulosa, o bien, ambas sustancias.
- Viven sobre algún material orgánico, tanto vivo como muerto.
- Crecen de la noche a la mañana y desaparecen muy rápido.

Para evitar la acumulación de grasa

Corte en pedazos hongos de roble, coloque en dos y media tazas de agua hirviendo, añada una pizca de alga marina. Deje hervir a fuego lento durante 30 minutos hasta que quede un cuarto de taza de té. Beba de inmediato.

Para controlar el Sida

Esta misma infusión sirve para fortalecer el sistema inmonológico, evitando así la aparición de otras enfermedades infecciosas.

Contra la deshidratación

Ponga a deshidratar tres o cuatro gramos de hongos de la clase shiitake. Consuma diariamente hasta que desaparezca la deshidratación.

Contra el envenenamiento producido por hongos

Cocine nueve gramos de hongos shiitake deshidratado en medio litro de agua. Deje hervir cinco minutos y consuma como si fuera un caldo.

Contra el sarampión

Prepare un caldo con seis gramos de hongos shiitake en medio litro de agua, que debe acompañarse con la comida. Consuma una dosis igual antes de ir a la cama.

Par el dolor de estómago

Prepare un caldo con nueve gramos de hongos shiitake en medio litro de agua. Consuma cada vez que tenga dolores estomacales.

Para los dolores de cabeza

Prepare un caldo, ya sea de pollo o de res con un poco de hongos shiitake. Verá cómo en cuestión de minutos el dolor desaparecerá.

Contra la debilidad

Consuma diariamente caldo o sopa acompañados con hongos shiitake.

Para regular el colesterol

Consuma diariamente en ensalada de vegetales verdes 90 gramos de hongos shiitake.

Contra la hipertensión

Consuma diariamente ocho hongos frescos shiitake, ya sea solos o en ensalada cruda.

Contra la diabetes

Desayune diariamente ocho hongos frescos shiitake.

Contra el resfriado

Prepare un té con seis u ocho gramos de hongos shiitake en medio litro de agua. Hierva cinco minutos y beba tibio.

Para el estreñimiento

Consuma diariamente seis gramos de hongos reishi acompañados de una ensalada de lechuga con jitomate.

Contra la dermatitis

Machaque ocho gramos de hongos reishi. Consuma de inmediato. Esto le ayudará a aliviar la dermatitis.

Como antioxidante

Consuma diariamente de ocho a diez gramos de hongos reishi, ya sea solos o en ensaladas crudas.

Contra el Alzheimer

Consuma diariamente 60 gramos de hongos reishi. Esto le ayudará a recuperar paulatinamente la memoria, evitando significativamente esta enfermedad.

Lechuga

La lechuga es uno de los vegetales más conocidos. Para los antiguos egipcios, el tipo de lechuga romana que crecía en la isla de Kos, cerca de las costas de Turquía, tenía un símbolo sexual. Actualmente ésta es una de las verduras no sólo con mayor número de propiedades, sino que además es muy combinable con los demás vegetales.

Contra la acidez estomacal

Corte diez hojas de lechuga romana y agregue junto con 300 mililitros de agua fría en la licuadora. Cuando obtenga un puré verde semiespeso, beba de inmediato para aliviar cualquier acidez estomacal. Puede añadirle a esta mezcla una cucharada de miel de abeja y un chorro de extracto de vainilla.

Contra la anemia

Consuma diariamente una ensalada preparada con una lechuga romana, el jugo de dos limones y tres rebanadas de jitomate.

Papa

Hay muchas variedades de papas, pero son de dos tipos básicos: las que tienen su parte interior seca, harinosa y de color amarillo pálido, y las que las tienen húmeda y de color amarillo intenso, o naranja intenso.

La papa blanca fue cultivada primeramente por los incas en Sudamérica en la zona más elevada de los Andes, y luego Sir Francis Drake las llevó a Inglaterra en 1586; de ahí, su cultivo se extendió a Irlanda, Europa central y finalmente a las colonias de Norteamérica.

Hoy en día, las papas son muy distintas a las originales y se dividen en tres grupos:

1. Las papas nuevas. Son tiernas y de piel fina que se cultivan generalmente a finales del invierno y comienzos de la primavera. Se pueden hervir, hacer cremas o usar en ensaladas.

2. Las red pontiac. Las cuales se utilizan para todo. Se pueden hervir, hacer puré, hornear o freír.

3. Las Idaho o russet. Son las ideales para hornear.

Contra la inflamación

Pele y ralle tres papas. Mezcle a partes iguales de hojas de verduras verdes como col, lechuga o espinaca. Haga un puré, vierta dos cucharadas de harina blanca. Mezcle bien todo en una olla y gradualmente añada agua fría. Le debe quedar una pasta uniforme y espesa, la cual colocará en forma de cataplasma en las partes afectadas.

Para quemaduras y contusiones

Coloque en forma de cataplasma la misma pasta anterior. Deje actuar durante tres cuartos de hora y enjuague con agua tibia.

Contra tumores cancerosos del seno

Ralle tres papas crudas medianas, agregue un manojo de perejil machacado, media col y tres rábanos igualmente machacados. Mezcle todo perfectamente bien y coloque en las partes afectadas.

Para bajar de peso

Hornee una papa blanca. Debe consumirla tres veces a la semana. Esto se debe complementar con una dieta balanceada.

Contra la inflamación de los ojos

Corte seis rodajas de papa y colóquelas sobre los ojos; tres rodajas de cada lado, recuéstese para facilitar que se detengan. Retire en media hora y enjuague con agua fría.

Para aliviar los moretones

Ralle una papa cruda y aplíquela sobre la parte golpeada. Deje actuar durante una hora. Retire y enjuague con agua fría para facilitar la circulación sanguínea.

Contra los cálculos biliares

Ponga a hervir en dos litros de agua las cáscaras de cinco papas previamente lavadas durante cinco minutos. Retire del fuego y beba cinco tazas durante el día.

Contra úlceras

Ponga a hervir en dos litros de agua cinco papas. Cuele y beba por las mañanas aún estando tibio.

Contra las quemaduras de agua hirviendo

Coloque en forma de cataplasmas la ralladura de cinco papas crudas. Esto le ayudará a evitar que le queden cicatrices.

Contra llagas infectadas con pus

Ralle tres papas crudas. Coloque en forma de cataplasma. Esto le ayudará a que la pus desaparezca al igual que la infección.

Para reducir los infartos

Ingiera por lo menos cinco papas por semana, ya sea hervidas u horneadas sin grasa.

Para la limpieza de los intestinos

Consuma por lo menos una vez por semana cinco papas cambray con cáscara.

Pimientos

Los pimientos se dividen en dos grupos: dulces o de sabor suave, utilizados primordialmente como verduras; y los ajíes picantes, conocidos también como chiles, que son usados para dar un toque picante a los aderezos y salsas.

Los pimientos o ajíes dulces, también conocidos como pimiento morrón, es la variedad más dulce y alargada. Se vende por lo regular cuando aún está verde, pero también se pueden comprar rojos, amarillos o morados.

El otro grupo está compuesto por la clase muy picante, y se clasifica de acuerdo con la intensidad de su sabor.

Existe una gran variedad de chiles picantes: serrano, cuaresmeño, poblano, de árbol, morita, de cera amarilla, jalapeño, etcétera.

Para bajar el nivel de azúcar en la sangre

Consuma por lo menos tres veces a la semana medio pimiento morrón, de preferencia rojo; puede ser en ensalada o crudo como guarnición de carne.

Para reducir el colesterol

Procure consumir por lo menos dos veces por semana algún tipo de alimento preparado con pimiento morrón, de preferencia crudo. Esto le ayudará a reducir el alto nivel de colesterol.

Contra las hemorragias

En cualquier caso de cortadura o herida grave, coloque un poco de pimienta de Cayena sobre la herida. Esto le ayudará a que la hemorragia desaparezca.

Contra los coágulos de la sangre

Consuma por lo menos tres veces por semana un pimiento rojo en ensaladas o como guarnición de carne. Esto le ayudará a que la sangre se mantenga ligera.

Para las úlceras estomacales

Tome de dos a tres cucharadas de pimienta de Cayena al día hasta que las úlceras desaparezcan por completo.

Contra los resfriados

En un caldo de pollo cocinado tradicionalmente agregue el jugo de un limón, un ajo finamente picado y una cucharada de pimienta de Cayena. Esto le ayudará a eliminar los dolores de fiebre y el cuerpo cortado.

Contra torceduras y moretones

Coloque en las áreas afectadas un poco de vaselina mezclada con media cucharada de pimienta picante. Esto le ayudará a eliminar los dolores y desaparecerá todo tipo de moretón.

Contra la debilidad

Consuma por lo menos cuatro veces por semana seis pimientos verdes, ya sea en ensaladas o como guarnición. Esto le ayudará a aumentar los niveles de energía.

Rábano picante

Es una planta oriunda del sudeste de Europa y del oeste de Asia que se encuentra ocasionalmente en forma silvestre. La raíz blanca produce un tallo de medio metro que crece en su segundo año de vida. Los beneficios se encuentran en la raíz fresca.

Contra los dolores musculares

Prepare un aceite con un rábano picante, de preferencia cortado en trozos y una taza de aceite de oliva. Deje reposar durante tres horas y aplique en las áreas afectadas. Es ideal también para los dolores de pecho causados por un resfriado, ya que le ayudará a que el cuerpo entre en calor.

Para aclarar la piel

Prepare un vinagre con un rábano picante. Ralle el rábano y coloque en un recipiente, vierta sobre él sidra de manzana hasta cubrirlo completamente. Deje reposar a temperatura ambiente durante diez días. Saque y cuele. Vierta en un frasco con tapa. Lave la piel con este vinagre a partes iguales con agua.

Para quitar las pecas y manchas de la cara

Con el mismo vinagre a partes iguales con agua, enjuague la cara antes de ir a la cama. Deje secar y sin enjuagar descanse. A la mañana siguiente enjuague con agua tibia y jabón neutro.

Para aliviar el escozor causado por el eczema

Remoje una cucharada de raíz de rábano picante rallado, vierta en él una taza de suero de leche. Deje reposar durante media hora. Cuele y aplique en la cara durante quince minutos. Enjuague con agua fría. Puede refrigerar el resto para utilizarlo después.

Contra la hipotermia

Prepare una infusión a base de un litro de agua, una cucharada de jengibre rallado y una cucharada de raíz de rábano picante. Deje hervir a fuego lento hasta que se reduzca a la mitad; retire del fuego y añada dos cucharadas de hojas de mostaza fresca o seca y dos cucharadas de berro. Cubra y deje reposar una hora más. Aderécelo con el jugo de un cuarto de limón y un poco de alga marina. Beba una taza por lo menos tres veces al día.

Rábanos

Los rábanos, al igual que el ajo, la cebolla y los pepinos han sido utilizados desde los tiempos de Moisés. Y aunque la variedad más común es el pequeño de color rojo con centro blanco, los hay de varios tamaños:

- *Scalet globe*. De color rojo, globular.
- *French breakfast*. Rábano rojo alargado con la punta blanca.

- *White icile.* Largo, de sabor dulce. El favorito de los japoneses.
- *Daikon.* Rábano largo y de sabor fuerte.

Para digerir los alimentos almidonados

Si acaba de ingerir una comida copiosa con exceso de alimentos almidonados tales como: granos, pastas, papas y otros alimentos semejantes, procure consumir por lo menos un rábano, de preferencia del tipo *Daikon* crudo. O bien, puede acompañar esta comida con una guarnición de rábano crudo.

Para reducir los depósitos solidificados de grasa

En dos tazas de agua, vierta una cucharada de jugo de rábano, una cucharada de jugo de zanahoria, siete gotas de salsa de soya, una cucharada de jugo de limón y una pizca de alga marina. Deje hervir durante cinco minutos. Retire del fuego y filtre. Beba dos tazas al día; una por la mañana y la otra antes de ir a la cama

Contra la tos y fiebre

Prepare un caldo de carne de cerdo de forma cotidiana. Extraiga el caldo y vierta en él dos rábanos secos en trozos. Vuelva a poner al fuego durante 40 minutos. Retire y tome cuantas tazas sean necesarias hasta obtener mejoría.

Contra la diarrea

Licue un puño de rábanos rojos picados, una taza de leche fría y media cucharada de fécula de maíz. Repita la dosis en cuatro horas si es necesario, ya que este remedio detiene la diarrea, incluso la crónica, en menos de media hora.

Para prevenir los cálculos biliares y renales

Licue dos rábanos rojos picados con media taza de vino tinto. Beba de inmediato. Esto le ayudará a eliminar los cálculos existentes y a evitar que se formen de nuevo.

Contra el mal olor de pies y axilas

Extraiga el jugo de una docena de rábanos rojos, vierta en un atomizador y agréguele un cuarto de cucharada de glicerina como conservador. Cada vez que lo requiera rocíe sobre los pies y axilas, notará que hasta el olor más penetrante desaparece en seguida.

Contra quemaduras leves

Extraiga el jugo de una docena de rábanos y bañe con él las partes afectadas. Repita cuantas veces sea necesario.

Para aliviar las escaldaduras

Licue ocho rábanos rojos con un poco de hielo. Cuando obtenga una mezcla uniforme, detenga y unte con ésta las partes afectadas. Este remedio es impresionantemente rápido.

Contra el cáncer

Prepare una infusión a base de ocho rábanos rojos y medio litro de agua. Deje hervir durante cinco minutos, retire y beba de inmediato. Esto le ayudará a prevenir y controlar el cáncer abdominal.

Tomate

Los primeros tomates fueron cultivados por los incas, y luego fueron llevados a Europa por los conquistadores. Estas pequeñas frutas amarillas eran del tamaño de una cereza; sin embargo, lejos de lo que se puede pensar, los tomates no fueron aceptados, ya que eran considerados venenosos. Y no fue sino hasta 1812 cuando los criollos de Nueva Orleans los llevaron a la cocina; pero tuvo que pasar otro medio siglo para que su consumo se extendiera a otras partes del mundo.

Aunque todavía están mal catalogados, ya que como lo mencionamos antes, en realidad son frutos y no vegetales como se cree, en 1893 el Tribunal Supremo estadounidense los declaró oficialmente como tales. Las variedades de tomates disponibles incluyen el tipo de tomate grande y rojo, la variedad ovalada tipo ciruela, el pequeño y el tomate grande amarillo o anaranjado.

Contra la diarrea

Mezcle polvo de tomate rojo con tres cuartos de taza de agua. Beba cada vez que sienta un posible malestar estomacal. El polvo de tomate se obtiene colocando rebanadas en una charola y horneándolas durante dos horas a 155°F; o bien, forrando una bandeja con papel aluminio, colocando en ella rebanadas de jitomate. Hornee hasta que sequen completamente.

Contra la hipertensión

Prepare una bebida con dos tomates rojos, una cucharada de estragón molido, una cucharada de pimentón, una cucharada de cúrcuma molida, una pizca de albahaca molida, una cucharada de jugo de limón y medio litro de agua mineral. Mezcle perfectamente bien y beba de inmediato. Puede realizar este remedio dos veces por semana, o cuatro en casos muy graves.

Contra quemaduras solares

Si a usted se le pasó la toma de sol en la playa, o simplemente el Astro Rey no le favoreció, no se preocupe, puede convertir esas dolorosas quemadas en un bronceado perfecto. Sólo tiene que cortar en rebanadas dos tomates rojos de buen tamaño y no muy maduros, remójelas en suero de leche y colóquelas en las partes afectadas.

Para cerrar los poros

Pele dos tomates rojos, páselos por una coladera. Al puré resultante añádale un cuarto de taza de suero de leche. Mezcle bien y coloque en las partes afectadas. Deje actuar quince minutos y enjuague con agua fría.

Para aliviar llagas y heridas infectadas

Machaque quince hojas de tomate crudas con un poco de agua para obtener una mezcla manejable. Coloque en forma de cataplasma en las partes afectadas. Deje actuar durante una hora y repita la operación cuantas veces sea necesario.

Contra la fatiga

Extraiga el jugo de cinco tomates rojos. Beba de inmediato para evitar que pierda sus propiedades. De preferencia tómelo por las mañanas, verá que además de darle vitalidad y fuerza, su cabello se verá más saludable y voluminoso.

Contra las afecciones del hígado

Consuma diariamente 100 gramos de tomates crudos, ya sea solos o en ensaladas. Su hígado mejorará.

Contra la diabetes

Hierva en un litro de agua diez hojas de tomate verde y un nopal pequeño. Beba esta infusión diariamente en ayunas.

Zanahoria

Las zanahorias crecen en todo el mundo, en todas las formas y en varios colores. Los occidentales confundían los tipos que abundaban en Asia con remolachas, debido a sus raíces bulbosas de color rojo púrpura. Otros colores que pueden tener son el amarillo claro o fuerte, el rojo o el blanco. Las raíces varían de esféricas a cilíndricas. Las propiedades de las zanahorias son múltiples y sus funciones aún más.

Enjuague bucal

Ponga a hervir tres tazas de agua, agregue media taza de zanahorias cortadas en pedazos. Hierva a fuego lento durante 20 minutos y deje reposar 30 minutos. Cuele y guarde en el refrigerador. Enjuague y haga gárgaras cada mañana con un poco de esta solución.

Contra las quemaduras

Prepare la misma infusión, coloque en las partes afectadas esta solución fría varias veces al día.

Para reducir el colesterol

Ingiera diez zanahorias al día a fin de bajar el colesterol. Las puede consumir en ensaladas o solas después de los alimentos grasosos.

Para prevenir el cáncer de páncreas

Consuma diariamente tres zanahorias acompañadas del jugo de tres limones.

Contra la debilidad

Prepare un jugo con diez zanahorias y el jugo de media piña. Mezcle perfectamente bien y beba de inmediato.

Contra la diarrea

Prepare una sopa con cinco zanahorias y media cucharada de polvo de algarrobo con suficiente agua. Tome tibia sin necesidad de colar.

Como laxante

Consuma una ensalada preparada con diez zanahorias, diez gramos de pasas y un cuarto de col. Este remedio realmente hace funcionar los intestinos.

Contra agentes químicos tóxicos

Ralle cinco zanahorias, deje secar en un paño y mezcle con un cuarto de col previamente deshidratada también. Espolvoree en una dieta blanda de zanahorias (zanahorias al vapor).

Para dejar de fumar

Consuma de dos a tres zanahorias al día, ya que el sabor dulce satisface lo suficiente de modo que aminora los deseos de fumar.

Contra el asma

Hierva 500 gramos de zanahorias en dos litros de agua. Beba este líquido caliente como si fuera agua de uso.

Para mejorar la vista

Tome diariamente durante el desayuno un vaso de jugo de zanahoria y naranja a partes iguales.

Para mantener la piel firme

Este consejo es ideal para las personas que gustan de hacer mucho ejercicio. Coma diariamente, justo antes de ir a la cama, una zanahoria. Esto le ayudará a que la piel se mantenga firme y en buen estado.

Índice

Esta obra se terminó de imprimir en los talleres de
EDICIONES CULTURALES PARTENON, S.A. DE C.V.
16 de Septiembre No. 29-A Col. San Francisco Culhuacán
C.P. 04700, México, d.f., 5445-9534